I0070369

Fayet

MÉMOIRE

SUR

LES FRACTURES DU COL DU FÉMUR.

MÉMOIRE

SUR LES

FRACTURES DU COL DU FÉMUR,

ET

OBSERVATION DE LÉSIONS DE CE GENRE,

GUÉRIES SANS AUCUNE DIFFORMITÉ,

AU MOYEN DU DOUBLE PLAN INCLINÉ;

PAR LE DOCTEUR FAYET,

Chirurgien principal en retraite, ex-chirurgien en chef de l'hôpital militaire de Bayonne, membre correspondant des Académies royales de médecine de Paris et de Madrid, et de plusieurs autre sociétés médicales.

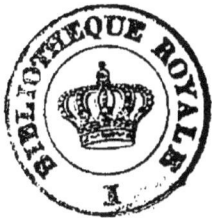

PARIS,

IMPRIMERIE DE MOQUET ET COMPAGNIE,

RUE DE LA HARPE, 90.

1841.

MÉMOIRE

SUR

LES FRACTURES DU COL DU FÉMUR,

ET

OBSERVATIONS DE LÉSIONS DE CE GENRE,

GUÉRIES SANS AUCUNE DIFFORMITÉ,

AU MOYEN DU DOUBLE PLAN INCLINÉ.

Toutes les méthodes de traitement employées contre la fracture du col du fémur peuvent être rapportées à deux principes généraux, dont l'un consiste à placer les membres dans la situation horizontale, en les maintenant allongés par des moyens divers d'extension et de contre-extension, tandis que l'autre a pour objet de prévenir les causes du déplacement, en raccourcissant leurs muscles, et en fléchissant leurs diverses parties les unes sur les autres.

Après une multitude de tentatives, incessamment renouvelées, et variées presque à l'infini, dans l'une et l'autre de ces voies, la plupart des chirurgiens ont reconnu que ce qui, dans la fracture du col du fémur, rend si difficile la co-aptation, et par suite, la consolidation parfaite des parties lésées, c'est principalement la difficulté de contenir les fragments osseux, qu'une infinité de causes tendent à déplacer : éviter ce déplacement est donc le but essentiel à atteindre. En comparant les procédés employés jusqu'à ce jour à celui dont j'ai fait usage, les praticiens jugeront facilement si, comme je le crois, mon double plan incliné avec son système de coussins et de bandes, présente des avantages qui manquent aux machines déjà connues.

Parmi les maîtres de la science, Pott et ses nombreux partisans prescrivaient déjà la flexion des membres inférieurs. Mais après la réduction de la fracture, et quelle que fût la partie de la cuisse ou de la jambe qui avait été atteinte, Pott plaçait le membre sur son côté externe ; position fatigante, insupportable, qui ne pouvait manquer de causer de nombreux accidents. Cette méthode a été abandonnée.

Astley Cooper et d'autres chirurgiens estimés, en Angleterre et en France, se servent, depuis assez longtemps, du double plan incliné, qu'ils appliquent indistinctement à toutes les fractures des membres abdominaux. Au lieu du coussin que je conseille, plusieurs d'entre eux emploient un point d'appui plus solide, consistant en deux planches réunies par une charnière mobile, et dont par ce moyen, ils éloignent ou rapprochent les deux extrémités, selon que la diversité des cas l'exige.

Depuis l'année 1822, je me suis quelquefois servi d'une machine à peu près semblable, que j'avais fait construire lors d'un accident qui survint à des ouvriers qui travaillaient aux fortifications de la place, pour remédier à des fractures très graves des membres abdominaux, (autres que celle du col du fémur), et j'en ai toujours obtenu de grands avantages; mais j'ai apporté à cet appareil plusieurs modifications importantes, soit pour éloigner ou rapprocher plus facilement les extrémités des deux planches réunies, sans provoquer la moindre secousse dans le membre fracturé, par le moyen d'une large courroie, fixée en dessous supérieurement, se roulant ensuite vers le côté inférieur sur une tige en fer ; soit pour assujettir le pied à une semelle en bois, mobile qui s'engrène dans une espèce de rainure taillée à la partie moyenne de la planche, correspondant à deux supports latéraux placés au bas, et sur laquelle doit reposer le pied.

C'est sur cette semelle, à laquelle j'ai fait pratiquer plusieurs ouvertures, que l'on adapte une vis en fer qui sert à opérer doucement l'extension de la jambe, en faisant tourner un écrou qui s'appuie à une pièce transversale du même métal.

A l'aide de ces précautions, l'on maintient l'extension toujours au même degré, sans fatiguer nullement le malade.

J'ai laissé cette machine, dont je ne donne ici qu'une description incomplète, à l'hôpital, pour que mon successeur soit à même de s'en servir au besoin.

Mais, revenons aux fractures du col du fémur. Selon moi, la méthode qui consiste à fléchir le membre blessé sur un double plan incliné, me paraît préférable à celle de l'extension continue et de la position horizontale. Mais elle présente à peu près les mêmes inconvénients que l'expérience a fait reconnaître dans la *planchette suspendue* du docteur Sauter, inconvénients que n'ont fait entièrement disparaître, ni les modifications que M. Mayor y a apportées, ni les perfectionnements qui y ont été introduits par M. le docteur Munaret.

Les lits mécaniques de Daujon et de M. Earle offrent sans doute de grands avantages pour le traitement de toutes les fractures des membres inférieurs; néanmoins plusieurs essais qui en ont été faits dans les salles de chirurgie de l'Hôtel-Dieu, ont prouvé que ces machines ingénieuses, auxquelles ceux qui les ont employées ont accordé de justes éloges, sont trop compliquées pour que, dans la pratique, elles deviennent jamais d'un usage facile et général. Comment d'ailleurs, pourrait-on les introduire dans les campagnes et à la suite des armées ; c'est-à-dire dans les lieux où les accidents dont nous nous occupons sont le plus fréquents?

Beaucoup plus simple dans son mécanisme et plus facile à appliquer que les appareils dont je viens de parler, le double plan incliné dont se servait Dupuytren, me semble lui-même laisser encore beaucoup à désirer. Peut-être, en le comparant à mon appareil, lui trouvera-t-on les inconvénients suivants, auxquels j'espère avoir remédié.

1° Il laisse les deux membres isolés l'un de l'autre, et la fracture exposée à des déviations faciles, ou aux dérangements produits par les mouvements inséparables de la satisfaction des besoins d'expulsion des matières stercorales et de l'urine.

2º Les trois coussins, employés par ce chirurgien célèbre, ne remplissaient que très imparfaitement les conditions nécessaires pour résister à un trop prompt affaissement sous le poids du membre fracturé.

Ces réflexions m'ont conduit à l'emploi d'un appareil en quelque sorte nouveau, et il m'a semblé que les résultats que j'ai obtenus pourraient n'être pas sans quelque intérêt et quelque utilité. C'en était assez pour que je considérasse comme un devoir de le faire connaître.

Puissé-je ne pas me tromper, en espérant que mon appareil pourra être employé avec succès. Je m'estimerai heureux si j'ai pu rendre plus facile et plus sûre la guérison d'un seul infortuné.

J'ai été fréquemment consulté dans le cours de ma longue pratique pour des cas de fracture du col du fémur. En voyant qu'à la suite de ces fractures, la plupart des malheureux qui en avaient été atteints, éprouvaient de continuelles douleurs et conservaient une plus ou moins grande difficulté de locomotion, et diverses autres infirmités, telles que la claudication, raccourcissement, atrophie du membre, etc., j'ai souvent recherché les causes qui, sur ce point, mettaient en défaut les efforts de la science chirurgicale et ren--

daient leur résultat si incomplétement satisfaisant.
Je dois le dire, il m'a semblé que les divers praticiens qui se sont occupés de cette partie essen-
tielle de la chirurgie, ont rendu moins certaine la
réussite parfaite de l'opération, en s'exagérant
les difficultés et en conseillant, par l'effet de cette
préoccupation, des procédés qui, faute d'être assez simples, devaient, dans bien des cas, être imparfaitement appliqués.

En effet, les appareils proposés par les chirurgiens qui ont écrit sur ce genre de fractures sont
d'une telle complication, que l'emploi en devient
difficile, et par fois même impossible, ainsi que
j'ai pu m'en convaincre, aux praticiens qui opè-
rent dans les campagnes. L'inconvénient est bien
plus grave encore pour les officiers de santé militaires qui, à la suite des armées et pendant les
marches, sont presque toujours dépourvus des
moyens mécaniques recommandés par les au-
teurs.

Le double plan incliné, que j'ai mis en usage
dans divers cas de fracture du col du fémur, n'a
peut-être rien d'entièrement nouveau, mais je
suis autorisé à penser qu'il n'est que peu connu,
puisque plusieurs de mes confrères, témoins des
succès que je lui dois, m'ont avoué qu'ils l'igno-
raient complétement. J'hésite d'autant moins à
communiquer au conseil de santé mes observa-

tions sur les fractures du col du fémur, que les *Mémoires de médecine, chirurgie et pharmacie militaires* ne contiennent aucun fait de ce genre, dans les quarante-sept volumes qui ont été publiés jusqu'à ce jour.

En règle générale, quelle que soit la partie d'un os où a eu lieu la fracture, l'indication principale à remplir consiste, après sa réduction, à maintenir les fragments en rapport, soit au moyen de la position du membre fracturé, soit par l'application d'un bandage convenable.

Ainsi que je l'ai dit au début de ce travail, il y a pour le col du fémur, deux genres de positions pour obtenir ce résultat : l'une horizontale l'autre à plan incliné. Dans la première de ces positions, l'horizontale, qui est celle qui a été le plus généralement adoptée, et dont les anciens praticiens se sont servis presque exclusivement pour les fractures des membres inférieurs, l'application d'un bandage méthodique et à extension permanente est d'une nécessité indispensable, afin de maîtriser les contractions musculaires et d'empêcher que les divers mouvements imprimés par le malade au membre fracturé, ne déplacent les fragments osseux.

Dans la deuxième position, celle par le plan incliné que plusieurs praticiens, soit anciens, soit modernes, ont conseillée avec diverses modi-

fications pour toutes les fractures indistinctement, il suffit le plus souvent de maintenir le
membre blessé à moitié fléchi, avec la seule
précaution, quand on a mis les fragments en rapport, de s'opposer à ce que sa partie inférieure
ne puisse se dévier. Le plus sûr moyen d'empêcher cette déviation, pour les extrémités infé-
rieures, est de fixer le membre malade au membre sain, au moyen d'une large bande, ainsi que
je l'expliquerai en traitant de l'application du
bandage, observant toutefois de n'omettre aucune des précautions dont il sera fait mention
dans les observations qui vont suivre. Or, il est évi-
dent qu'en se servant du double plan incliné pour
maintenir la réduction des fractures du col du
fémur, qu'elles soient intra ou extra-capsulaires,
l'on obtiendra : 1° le précieux avantage de pou-
voir placer le malade dans une position très
commode, qu'il supportera facilement pendant
tout le temps qui sera nécessaire à la consolidation de la fracture; 2° celui de ne point le fatiguer par la compression mécanique des attelles,
qui est si souvent insupportable pour certains
sujets impatients et irritables; 3° celui d'avoir
toujours à découvert la partie où existe la fracture, ainsi que la contusion qui l'accompagne le
plus ordinairement ; et s'il y avait une plaie ou
toute autre lésion extérieure, il est en outre plus

facile de panser le malade sans le fatiguer ni le mouvoir; 4° enfin, dans cette position, on a constamment le membre sain pour point d'appui et de comparaison, et le malade peut beaucoup mieux satisfaire à ses besoins sans être exposé à déranger les fragments osseux ; inconvénient qu'il est presque possible d'éviter, quand le membre est dans la position horizontale, quel que soit le degré de compression que l'on puisse exercer avec les atelles et les divers liens qui servent à les contenir.

Toutefois, tout en reconnaissant qu'il serait possible d'obvier en partie à ce dernier inconvénient, en se servant de l'appareil inamovible de M. le baron Larrey, mon illustre chef, je dois avouer que bien que je l'aie employé avec un grand avantage dans quelques cas de fractures, je me suis convaincu de la difficulté d'en faire l'application dans celle du col du fémur, notamment chez les femmes, ou bien lorsqu'il y avait une complication quelconque de lésion grave des parties molles.

Quoi qu'il en soit, comme je n'ai d'autre but, pour le moment, que celui de m'occuper d'un point de pratique qui m'a paru offrir un assez grand intérêt pour me déterminer à faire connaître les observations que je vais présenter, j'abor-

derai immédiatement la description des diverses
parties qui composent mon appareil.

Le malade doit être couché sur le dos, la tête
et la poitrine médiocrement soulevées, et il gar-
dera cette position jusqu'à la consolidation com-
plète de la fracture. Les deux membres abdominaux rapprochés, fléchis et soutenus sur le double plan incliné, sont séparés par un coussinet de
balle d'avoine, qui doit dépasser le dessous des
pieds de cinq à six centimètres; il est de la plus
grande importance que les jambes soient ainsi
écartées par un corps mou, et matelassé, afin
que la compression produite par la bande qui
doit les envelopper dans toute leur longueur
ne les fatigue pas, et puisse être supportée pendant
un long espace de temps, sans provoquer ni ex-
coriations à la peau, ni la moindre douleur aux
parties les plus saillantes ; comme, par exemple,
aux genoux et aux malléoles internes. Les talons
doivent ensuite être constamment élevés, de
manière à ne pas toucher au matelas, afin que
l'extension du membre se maintienne toujours
au même degré.

Mon plan incliné se compose de cinq coussinets liés ensemble, à quatre centimètres environ
de distance de chaque côté de leurs extrémités.
Le premier de ces coussinets doit avoir une longueur d'environ soixante-cinq centimètres sur

vingt de largeur et cinq de hauteur ; les quatre autres doivent avoir progressivement un peu moins de longueur et de largeur, de sorte que l'on puisse former en les superposant, une espèce de pyramide dont la base doit naturellement se trouver en bas, tandis que le sommet sera assez étendu et assez élevé pour servir d'appui aux jarrets, les cuisses et les jambes étant réunies et fléchies de façon à former un angle aigu.

Ces coussinets peuvent être remplis indifféremment de laine cardée, de coton, d'étoupes, de balle d'avoine, de paille hachée, ou enfin de toute autre substance de ce genre que l'on pourra le plus facilement se procurer.

Trois planchettes ou attelles, de la même longueur que les coussinets, et à peu près de quatre à cinq centimètres de largeur sur deux d'épaisseur, devront être placées entre les trois premiers coussinets, dans le but d'obvier à l'inconvénient de leur trop facile affaissement, et pour les maintenir au même degré d'élévation ; sans cette précaution, le poids des membres liés et placés par dessus, tendant toujours à les affaisser, aurait bientôt déformé et détruit l'édifice. Les coussinets et les attelles intermédiaires sont unis ensemble au moyen de deux bandes ou mouchoirs qui assurent leurs rapports et rendent solide la pyramide qu'ils forment.

Le coussinet allongé qui doit être placé entre les jambes, après les avoir fléchies, et avant de faire l'application de la bande large, doit être à peu près rond et d'une longueur de quatre-vingts centimètres environ, sur dix d'épaisseur.

La grande bande roulée, qui doit servir à lier les deux jambes, quand elles seront placées au-dessus de la pyramide de coussinets, après la réduction de la fracture, doit avoir une longueur de huit à dix mètres environ, sur six centimètres de largeur.

Enfin, un mouchoir plié en cravate doit être placé par-dessus les coudes-pieds, et attaché par ses deux extrémités sur les côtés du plan incliné, au niveau de la première planchette qui se trouve entre le premier et le second coussinet. On pourrait aussi, pour plus de solidité, lier des deux bouts de cette cravate par derrière la base de la pyramide, ce qui l'empêcherait de glisser et de se renverser. Elle est appliquée dans l'intention de maintenir la flexion des jambes et leur immobilité.

PREMIÈRE OBSERVATION.

Le 24 avril 1837, je fus appelé à neuf heures du soir auprès de mademoiselle L**, âgée de soi-

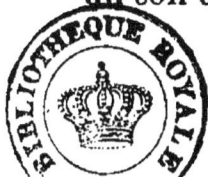

xante-douze ans, douée d'un tempérament émi-
nemment nerveux et d'une maigreur remarquable, mais jouissant habituellement, malgré son
âge, d'une bonne santé.

Elle me dit qu'étant devant son feu et sans
lumière, elle s'était levée de sa chaise pour aller
prendre une chandelle ; qu'un bâton, qui se
trouvait au milieu de sa chambre, s'était engagé
entre ses jambes, et l'avait fait tomber rudement
sur la cuisse droite. La violence de cette chute
et la commotion qui s'en suivit l'empêchèrent
de se relever; elle ressentit en même temps une
vive douleur dans la hanche droite, et ne put
faire le moindre mouvement sans éprouver de
cruelles souffrances, qui s'étendaient alors de
ce point à tout le membre, qu'elle sentait très
froid et engourdi.

A ses cris ses voisins accoururent, et malgré
les précautions qu'ils prirent pour la relever et
la transporter jusqu'à son lit, ils n'y purent par-
venir sans lui arracher des cris effrayants. Enfin,
ils la placèrent sur ce lit de leur mieux, et c'est
là que je la vis, une heure après son accident,
couchée en supination, le tronc étant penché
vers le côté droit, le membre abdominal gauche
étendu et le droit légèrement fléchi, reposant
sur sa face externe, le pied ayant la pointe tournée en dehors et le talon placé immédiatement

au-dessus de la malléole interne gauche. Il y avait un raccourcissement du membre de cinq centimètres environ; la moindre secousse, le plus petit mouvement que l'on faisait autour de la malade, même en marchant dans l'appartement, lui arrachaient des cris et des gémissements; elle avait tout le corps froid et tremblottant, le pouls était très fréquent et concentré.

Dès que je l'approchai, elle s'écria avec l'accent du désespoir, qu'elle ne voulait point absolument qu'on lui fît rien, ni qu'on lui mît surtout aucune de ces grandes attelles, comme on l'avait fait à une de ses amies qui, par suite d'une chute à peu près semblable qu'elle fit aussi sur le côté, avait été martyrisée pendant plus de six mois, pour rester ensuite estropiée et constamment souffrante.

Enfin j'obtins par mes exhortations et par mes promesses, qu'elle me permît de la mieux examiner que je n'avais encore pu le faire, et après avoir exploré la partie avec la plus grande attention, je n'eus pas de peine à confirmer le diagnostic que j'avais d'abord porté, sur une fracture du col du fémur. Bientôt par la crépitation des fragments que je sentis, en comprimant l'articulation coxo-fémorale avec les deux mains placées d'avant] en arrière, j'acquis la

certitude, que cette fracture était extra-capsulaire.

En attendant qu'on eût préparé les objets qui
étaient nécessaires pour maintenir convenable-
ment le membre dans sa position, quand j'aurais
opéré la réduction, je prescrivis à la malade une
potion antispasmodique, ainsi que l'application
de quelques serviettes chaudes sur la partie,
dans le but de diminuer l'état de spasme et de
saisissement qu'elle éprouvait ; et lorsqu'elle fut
plus calme et un peu réchauffée, je procédai de
la manière suivante.

Je pliai une serviette un peu forte en lacq allongé, qui fut passé par dessous la partie supérieure du membre fracturé; les deux extrémités
de cette serviette furent croisées en haut et sur
le côté externe de la hanche : je les confiai à un
aide intelligent. Un autre aide fut chargé de sai-
sir la partie inférieure de la jambe, au-dessus
des malléoles, qui furent enveloppées avec un
petit coussinet pour ne point froisser la peau.
Je portai ensuite les deux mains en dessus et en
dessous du point fracturé, que l'on sentait parfaitement, pour faciliter la coaptation, et je fis exécuter en même temps les mouvements d'extension et de contre-extension. En très peu d'instants,
et sans beaucoup de douleur, le membre reprit
sa longueur normale. Alors, faisant toujours

maintenir les deux mouvements d'extension et
de contre-extension, j'élevai la cuisse, vers le
tronc avec précaution, en même temps que je fis
fléchir la jambe ; les coussinets liés en pyramide
furent placés immédiatement, et sans donner
la moindre secousse, au-dessous du jarret, et le
membre sain fut mis à côté. Aprés avoir examiné
si les deux genoux offraient exactement la même
longueur, le coussinet allongé fut glissé entre
les deux jambes, et poussé tout doucement jusqu'au-dessus de l'articulation fémoro-tibiale ;
enfin, la bande large fut ensuite appliquée, en
commençant les premiers tours par les pieds, et
les faisant remonter, en serrant graduellement,
de bas en haut et en passant chaque tour de bande
l'un par dessus l'autre, jusqu'à huit ou dix centimètres au-dessus des genoux, de manière à recouvrir à peu près le tiers inférieur des cuisses.
Cela étant terminé, je plaçai le mouchoir plié en
cravate en travers et par dessus les coudes-pieds
pour les comprimer légèrement contre les coussinets, afin de maintenir la flexion des jambes et
d'empêcher les pieds de dévier ou de se relever.

Aprés cette opération, je recouvris l'articulation coxo-fémorale, où l'on apercevait un com-
mencement d'ecchymose, avec des compresses
doubles humectées d'eau-de-vie camphrée étendue d'eau. La malade se sentit considérablement

soulagée et ne se plaignit ni de la compression de ce bandage qui, à la vérité, était fort légère, ni de la position que je lui avais donnée. Elle prit une infusion de fleurs de tilleul sucrée un peu chaude, et l'on continua l'application de serviettes chaudes par dessus les pieds pour les maintenir à un degré de chaleur modérée et pour favoriser, par ce moyen, des irradiations nerveuses susceptibles d'activer le travail circulatoire vers la partie inférieure des membres.

Bien que le restant de la nuit se fût passé sans sommeil, la malade avait été tranquille ; mais dans la soirée du lendemain, et après une conversation un peu trop prolongée, il y eut, malgré son âge, une forte céphalalgie et une réaction circulatoire assez intense, pour me déterminer à lui faire pratiquer une saignée du bras, qui procura un soulagement remarquable. Je prescrivis une diète absolue, et la limonade qu'elle paraissait désirer, lui fut permise.

Du deuxième au troisième jour, la malade avait dormi pendant quelques heures et par légers intervalles ; il y avait moins de soif que la veille, et moins de chaleur ; le pouls était beaucoup plus souple et moins fréquent; elle ne se plaignait que d'une sensation de fourmillement incommode, mais supportable, dans toute l'étendue du membre fracturé. L'application de compresses humectées d'une liqueur résolutive sur l'ecchymose, qui s'étendait depuis la hanche droite jusqu'au tiers supérieur, postérieur et externe de la cuisse, furent continuées, et dès le quatrième jour, la malade se trouva sensiblement mieux. Elle demanda un bouillon, qu'elle prit avec plaisir, et le lendemain, je lui permis deux soupes légères.

Le dixième jour, je dus changer la bande et placer de nouveaux coussinets, mieux confectionnés que les premiers, qui avaient été préparés avec un peu de précipitation. Notre blessée usait d'aliments de facile digestion (comme poisson et volaille), qui étaient digérés parfaitement. Le trentième jour, la bande fut resserrée et la malade put être transportée dans un autre lit, avec la précaution de soutenir moi-même les membres inférieurs liés ensemble sans les déranger de dessus les coussinets. Cette translation se fit sans grandes douleurs ni fatigue remarquable, l'ecchymose ne laissait plus de traces.

Depuis cette époque jusqu'au soixante-dixième jour, où je me déterminai à lever entièrement le bandage, il ne se passa rien de particulier. Mon premier soin, après leur avoir rendu la liberté, fut de mesurer les deux membres, de les étendre, et de les faire mouvoir doucement et en divers sens; mais bien que ces essais fatiguassent

la malade, et qu'elle demandât avec instance
qu'on les suspendît, ils furent à mon avis moins
difficiles et moins douloureux qu'on aurait pu le
craindre eu égard à son âge. Enfin, elle prit un
bain tempéré, avec de l'eau de son, le surlende-
main ; et à sa sortie du bain, je lui fis continuer
les frictions que j'avais ordonnées immédiatement après la levée de l'appareil, avec un liniment camphré opiacé.

Dix jours après que les membres avaient été
rendus libres, on pouvait faire exécuter à la
jambe et à la cuisse du côté fracturé, des mouvements de flexion et d'extension sans douleur
et avec assez de facilité. Les deux membres mis
à côté l'un de l'autre à chaque instant par la malade elle-même, ne présentaient pas la moindre
différence. Elle restait assise dans un fauteuil pendant plusieurs heures, sans être nullement fati-
guée, se bornant à faire de temps à autre quelques légers essais pour se tenir debout, mais
avec l'aide de quelqu'un qui la soutenait; et ce
ne fut que le trentième jour après la levée
du bandage, qu'elle se sentit le courage de se ha-
sarder à faire le tour de sa chambre, seule, en
s'appuyant sur des chaises et sur une canne, ne
voulant pas absolument se servir de béquilles.

Enfin la malade est sortie, pour la première
fois, quatre mois et quelques jours après avoir

été dégagée de l'appareil, et sept mois environ après son accident, se servant seulementd'une petite canne. En ce moment mademoiselle L*** est encore aussi bien qu'on peut le désirer à son âge, et elle ne se plaint d'aucune douleur.

DEUXIÈME OBSERVATION.

Le nommé L*** Jean, âgé de vingt-six ans, préposé dans l'administration des douanes à la direction de Bayonne, fut apporté à l'hôpital militaire de cette place, le 28 décembre 1838. Lorsque je le vis à ma visite, il avait un raccourcissement d'environ six centimètres du membre abdominal gauche; sa jambe était légèrement fléchie, et tout le membre était dévié en dehors, reposant quand il était couché, sur son côté externe; le grand trochanter était remonté vers la hanche; il était impossible de rapprocher la cuisse gauche de celle du côté droit, sans occasionner de vives douleurs, et dès que le membre était abandonné à lui-même, après l'avoir rapproché de l'autre, il se déjetait de nouveau en dehors. Il en était de même lorsque l'on essayait de faire l'extension de la jambe, qui se fléchissait de nouveau à l'instant même où elle était abandonnée à ses propres forces.

Le malade ayant été questionné sur les circonstances qui avaient donné lieu à l'accident,

rapporta : qu'il y avait soixante jours, que, voulant franchir un fossé assez large, en poursui-
vant des fraudeurs, son pied gauche avait porté
de côté contre une pierre inégale, sur laquelle il
glissa, qu'il tomba rudement sur le côté gauche
et de tout le poids de son corps, dans une espèce
d'excavation, d'où l'on fut obligé de le retirer.

Ses camarades, après l'avoir relevé, en lui faisant éprouver de très vives douleurs dans la hanche, (où il avait senti en tombant une espèce de
craquement) le transportèrent, avec beaucoup
de peine, du lieu où il avait fait cette chute jusqu'à son logement, qui était éloigné de près
d'une lieue ; ce ne fut que le lendemain et vingt
heures après son accident, qu'il fut visité par le
médecin de sa brigade, qui ne put porter un
diagnostic bien certain sur son état, à cause de la
tuméfaction et de l'ecchymose considérables qui
recouvraient toute l'articulation coxo-fémorale
gauche, et les parties environnantes. Il se borna
à lui prescrire quelques applications résolutives,
après l'avoir saigné au bras. A sa seconde visite,
qui n'eut lieu que cinq jours plus tard, il lui
appliqua une bande en spica, qu'il humecta avec
de l'eau blanche animée d'eau-de-vie camphrée;
mais il ne fit pas plus d'exploration que la première fois, pour s'assurer de l'état du membre.

Ce malheureux jeune homme, se voyant dans

l'impossibilité de se transporter d'un lieu à un autre sans le secours de béquilles, souffrait chaque fois qu'il voulait se mouvoir, et il sentait en outre une espèce de torpeur et d'engourdissement, qui s'étendait tout le long du membre et jusqu'au-dessous de la voûte plantaire. Il m'exprima la peine qu'il éprouvait en pensant à la triste perspective qui se présentait à lui ; nonseulement je me vois condamné, me dit-il, à rester estropié pendant toute ma vie, mais encore j'ai la cruelle certitude, d'après ce qui m'a été rapporté, d'être renvoyé du service de la douane, où je ne suis que depuis très peu de temps.

Enfin, après m'avoir fait part de toutes ses craintes, il me dit qu'il s'était décidé à venir à l'hôpital, avec l'intention bien arrêtée de supporter toutes les opérations que je jugerais nécessaires, dans le but de le guérir et de lui rendre la faculté de marcher.

S'il y avait eu de l'hésitation de mon côté à employer les moyens énergiques qui paraissaient indiqués pour remplir en tout point les intentions du malade, cette détermination de sa part, si positive et si prononcée, m'imposait en quelque sorte l'obligation, sans toutefois dépasser les bornes de la prudence, de mettre en usage toutes les ressources de la science. Aussi profitai-je de cette disposition pour explorer la partie avec le

plus grand soin, avant de rien décider, et je reconnus par un examen attentif, qu'il y avait: 1° à
six centimètres environ au-dessus de la cavité
cotyloïde gauche, un travail de consolidation
anormale, que l'on apercevait par une tumeur
inégale, un peu aplatie et allongée, de deux
centimètres d'élévation sur six environ de circon-
férence; 2° que cette tumeur partait du fragment
inférieur du fémur, où il y avait eu fracture
extra-capsulaire de son col; 3° que les contractions musculaires avaient fait remonter le fragment jusque dans l'épaisseur des chairs et des
couches profondes des muscles fessiers, où il paraissait être adhérent et accolé à la face externe et
postérieure de l'os coxal, à 2 centimètres environ
au-dessous de son bord supérieur et postérieur.

Par cette exploration minutieuse, j'acquis
la conviction que le seul moyen rationnel qu'il
y avait à employer pour rendre sa longueur
normale au membre, ainsi que sa rectitude, et
pour détruire en même temps le travail anormal
formé pendant un espace de soixante et quelques
jours, chez un sujet jeune et robuste, c'était
d'employer une force assez considérable pour le
rompre, en se servant des moyens mécaniques
connus, mais après avoir préalablement préparé le
malade et diminué ses forces autant que possible.

Pour obtenir ce résultat il fut soumis pendant

quatre jours à une diète sévère; il prit chaque
jour un bain tempéré d'une heure et demie à
deux heures, et l'on recouvrit le point saillant
de la fracture, avec un large cataplasme émollient, huileux, très épais. Le cinquième jour, et
avant de commencer les tractions sur le membre
je fis pratiquer une forte saignée du bras, immédiatement suivie d'un bain chaud, dans lequel il resta pendant trois heures. A sa sortie du
bain, je le fis placer sur une table recouverte
d'un matelas ; un drap plié en lacq, très allongé,
fut d'abord passé par dessous les bras et croisé
d'avant en arrière, les extrémités de ce drap furent attachées à une poutrelle, placée et arrêtée
en dehors d'une croisée, dans le but d'opposer
une forte résistance et d'assujétir en même temps
le haut du corps, pour que l'extension fût plus
forte et mieux dirigée ; un autre lacq fut placé
dans le même but, sous le pli de l'aine de la
cuisse fracturée, les deux extrémités croisées en
haut et en dehors ; ensuite, le tiers inférieur de
la jambe fut enveloppé, à environ quatre centimètres au-dessus des malléoles, d'un morceau de
toile matelassé, pour empêcher le froissement que
produiraient sur la peau les fortes tractions qui
seraient faites avec le lacq que je fis placer et croi-
ser par dessus le coude-pied, et ensuite par dessous la face plantaire de cette partie du membre.

Tous ces préparatifs étant ainsi terminés, je plaçai à chacun des lacqs supérieur et inférieur, deux infirmiers dirigés par un chirurgien ; alors, m'étant placé au côté externe du membre fracturé, j'appliquai une main en dessus et l'autre en dessous de la partie où existait le point saillant de cette consolidation anormale, et dans cette position, j'ordonnai les mouvements combinés d'extension et de contre-extension, qui se firent avec beaucoup d'ensemble et de précision ; mais, quoique les tractions eussent été faites et continuées pendant un certain laps de temps, avec toute la prudence et la force nécessaires en pareil cas, nous ne pûmes vaincre la force de résistance que nous opposaient en même temps et les contractions musculaires et l'ancienneté de cette consolidation vicieuse.

D'ailleurs, les cris que cette manœuvre arrachait au malade et l'état d'exaspération où il se trouvait, furent des motifs assez puissants pour me faire suspendre cette première tentative ; en sorte que le malade fut transporté de nouveau à son lit et calmé peu à peu par quelques cuillerées d'une potion opiacée.

Cependant, vers le soir, et douze heures environ après cette rude secousse, le malade me fit appeler pour m'assurer qu'il aurait plus de courage pour le lendemain, et il me pria avec

instance de ne pas abandonner mon entreprise;
il me répéta plusieurs fois qu'il se soumettrait à
tout ce que j'exigerais de lui.

En conséquence et d'après cette résolution de
sa part, la diète absolue fut continuée; une seconde saignée du bras, plus forte que la première
fut pratiquée dans la soirée, et de suite après la
saignée, je lui fis administrer d'heure en heure
une cuillerée de la potion suivante :

Pr. Tartrate de potasse et d'antimoine,   4 décigrammes.
    Gomme adragant pulvérisée,   2 décig.
    Sirop de sucre,   32 grammes.
    Teinture d'extrait d'opium,   15 gouttes.
    Mêlez et triturez s. a. ajoutez ensuite :
    Eau distillée,   125 grammes.
    Mêlez.

Le lendemain, la potion ci-dessus avait provo-
qué deux évacuations par haut et par bas, et le
malade paraissait d'une faiblesse extrême : néanmoins il fut placé et maintenu dans un bain
tempéré pendant trois heures, et je lui fis prendre
pendant qu'il était dans ce bain, un décigramme
d'acétate de morphine et quelque peu d'eau
gommeuse pour calmer la soif qui le fatiguait.

Enfin, sous l'influence de tous ces moyens per-
turbateurs combinés, le malade se trouvait dans
un tel état de prostration, qu'après l'avoir fait
sortir du bain et l'avoir placé comme la veille
sur la même table matelassée, il ne fut néces-

saire de continuer les tractions faites avec les mêmes moyens et les mêmes précautions que le jour précédent, que pendant quelques minutes, pour sentir le membre peu à peu s'allonger, et après un bruit assez fort de craquement, il prit tout à coup et la longueur et la même direction que le membre sain. Alors, l'appareil à double plan incliné fut immédiatement appliqué avec les mêmes soins que dans l'observation précédente, principalemeut pour ce qui concerne la situation et la flexion du membre sur les coussinets.Une potion antispasmodique fut administrée par cuillerées, alternativement avec l'eau gommeuse, parce que la soif persistait.

Pendant le reste de la journée, le malade avait été un peu agité, le pouls avait repris de la force; il y avait de la chaleur avec une légère diaphorèse ; il se manifestait de temps à autre quelques soubresauts des tendons ; mais la nuit fut assez tranquille. Le lendemain , bien que la physionomie exprimât de la satisfaction en me voyant, le blessé me parut un peu préoccupé. Lorsque je le questionnai, il me dit qu'il était inquiet parce que depuis quelques heures, il sentait à la hanche gauche une forte douleur, qui allait toujours en augmentant, surtout quand il y portait la main.

En effet, lorsque j'examinai ce côté, je vis que

toute la partie où avait porté la force employée
pour rompre et détacher l'adhérence de ce cal
anormal, était assez fortement tuméfiée et douloureuse au toucher, je la fis recouvrir, avant
d'en venir à une saignée locale qui paraissait
indiquée, avec un large cataplasme émollient ar-
rosé d'une assez forte dose de teinture d'extrait
d'opium, que j'avais assez souvent employée avec
succès en pareil cas, et qui tempéra si heureuse-
ment la douleur, que dans la soirée du même
jour, lorsque je visitai le malade, il y avait déjà
une diminution remarquable de la tuméfaction,
qui s'affaissa sensiblement sous l'influence des
mêmes applications. Elle avait presque disparu
le cinquième jour, et je me bornai à remplacer
les cataplasmes par des compresses résolutives,
attendu qu'il n'y avait plus aucune douleur, et
que l'ecchymose que j'avais remarquée s'était cir-
conscrite.

Le deuxième jour, je permis au malade quelques bouillons légers : la soif avait beaucoup diminué, et, le quatrième jour, il réclama une
soupe qu'il prit avec plaisir. Le sixième jour, je
dus resserrer un peu la bande, qui s'était relâ-
chée, et, le dixième, après cette rude manœuvre,
L*** mangeait le quart de portion et se trouvait
fort bien; l'ecchymose qui s'était étendue autour

3

de l'articulation, et même un peu le long de la cuisse, n'existait presque plus.

Enfin, de jour en jour, le malade fit des progrès vers le mieux ; et, au trentième jour, le visage avait repris son air de santé. Les bandes furent changées le quarante-cinquième jour, et tout l'appareil put être enlevé le soixante-quinzième jour après son application.

Voici ce que l'on remarqua lorsque le membre fut dégagé de son bandage ; il avait la même longueur et la même rectitude que le membre droit, mais il était notablement plus maigre. En promenant la main autour de l'articulation coxo-fémorale gauche, on sentait une espèce de nœud, de la grosseur d'une petite noix, aplatie, à deux centimètres au-dessus du grand trochanter. Les mouvements d'extension de cette cuisse se faisaient d'une manière incomplète, et avec beaucoup de difficulté ; le malade ne pouvait ni fléchir ni étendre ce membre par ses propres forces, et il en souffrait quand on persistait à faire exécuter des mouvements d'extension un peu étendus à la cuisse qui, abandonnée à elle-même, se rapprochait légérement du tronc. La jambe s'allongeait facilement, mais elle tendait aussi à revenir un peu à l'état de flexion.

Cependant, avec le secours des bains tempérés et des liniments camphrés opiacés, et ensuite aromatisés, le malade se trouvait mieux et commençait à faire mouvoir les articulations de ce membre avec assez de facilité, vingt jours après l'emploi de ces moyens. A cette époque, il se servait des béquilles avec beaucoup de facilité ; il commençait à appuyer le membre, à l'étendre et à lui faire supporter de temps à autre tout le poids de son corps, sans éprouver la moindre douleur, et presque sans difficulté. Le vingt-cinquième jour, depuis la levée du bandage, L*** voulut absolument sortir de l'hôpital (après y avoir séjourné près de quatre mois) pour aller passer quelque temps à la campagne, où il remplaça bientôt les béquilles par une canne, et d'où il fut envoyé aux eaux de Barèges.

Lorsque je le vis, à son retour des eaux, il marchait avec facilité et sans nulle claudication ; il m'assura qu'il était parfaitement ; et que, à un peu de faiblesse près, il se sentait la même souplesse dans les mouvements de la cuisse qui avait été fracturée, que dans celle du côté opposé.

Deux mois après son retour de Barèges, il reprit son service, et fut attaché, le mois suivant, à la brigade mobile de cette direction, poste qui exige plus d'activité et d'aptitude à la fatigue, que les autres brigades. Son capitaine m'a assuré depuis, que ce préposé est tout aussi agile et tout aussi actif qu'avant son accident.

TROISIÈME OBSERVATION.

Le 4 août 1839, je fus appelé près de M. Julien, coutelier de cette ville, vieillard de soixante-dix ans. En entrant dans la maison, j'appris que le malade avait glissé, en descendant, sur un escalier en pierre, qu'il était tombé de sa hauteur sur la fesse droite, et que, depuis qu'on l'avait relevé, il s'était évanoui plusieurs fois; qu'il n'avait cessé, depuis lors, de se plaindre et de crier, surtout quand on voulait le toucher ou même essayer de le mouvoir. Un médecin appelé avant moi avait jugé qu'il n'y avait rien à faire, qu'il fallait que le patient se résignât à rester dans cette position, par la raison que l'application d'un appareil à attelles ou de tout autre bandage, le ferait beaucoup souffrir, et qu'il ne pourrait pas le supporter. M. Julien avait éprouvé, quatre ans auparavant, une hémiplégie incomplète de ce côté, et cette circonstance avait porté mon honorable confrère à penser qu'il serait, non-seulement inutile, mais peut-être imprudent d'exercer sur ce membre une compression quelconque, susceptible de donner lieu à des accidents beaucoup plus fâcheux que ceux qui pourraient, à la rigueur, résulter de la non consolidation d'une fracture du col du fémur; d'ailleurs, avait-il

ajouté, on n'avait jamais vu guérir, ni se con-
solider parfaitement les fractures de ce genre,
malgré tous les bandages dont on s'était servi.

Je trouvai le malade en proie à des mouvements
convulsifs presque continuels, provoqués par
des douleurs aiguës, qui partaient d'un point
fixe, s'étendaient tout le long du membre, et dont
il indiquait lui-même le siége principal, en portant la main au-dessus de la hanche droite. Il
avait le visage grippé et tous les traits sensiblement altérés ; ses paroles étaient mal articulées
et saccadées, la peau froide et humide, le pouls
petit et fréquent.

En découvrant le malade avec précaution, je vis
d'abord la cuisse droite déjetée en dehors et la jambe
légèrement fléchie, reposant sur son côté externe;
ensuite le pied, dont le talon était appuyé au-dessus de la malléole interne gauche, le long du ten-
don d'Achille, avait la pointe tournée en dehors.
Tous les muscles de la partie supérieure de la
cuisse, tels que les fessiers, les adducteurs, les
psoas et iliaque, les pectiné, etc., etc., étaient
contractés et formaient deux tumeurs, de la grosseur d'un gros œuf, l'une interne, l'autre externe.
On apercevait le grand trochanter remonté en
haut et en dehors, indiquant, par sa position nou-
velle, un raccourcissement du membre, d'environ six centimètres.

Dès que j'eus porté la main , même fort légèrement , sur le point où je présumais qu'avait eu
lieu la fracture, je sentis, en appuyant au-dessus
de l'articulation coxo-fémorale , les contractions
musculaires, qui étaient , pour ainsi dire, inces-
santes, et qui agissaient sur les fragments osseux ,
en produisant une légère crépitation ; mais je les
sentis bien plus distinctement encore, lorsque je
me servis des deux mains, avec lesquelles je fis
divers mouvements, qui m'indiquèrent d'une manière très évidente, une fracture oblique ou en
bec de flûte, du col du fémur, extra-capsulaire.

En attendant que l'on eût disposé les objets qui
m'étaient nécessaires pour maintenir le membre
après que j'aurais opéré la réduction de la fracture, je fis prendre au malade une potion antispasmodique par cuillerées très rapprochées, dans
le but de modérer le plus possible cette prédomi-
nance du système nerveux , qui le tenait dans un
état continuel de crispation et de spasme. Des fla-
nelles chaudes furent appliquées au pied, qui
était entièrement froid et engourdi , et lorsque j'eus
obtenu par ces moyens une légère détente et une
amélioration sensible, les coussinets et les bandes
étant disposés de la manière que je l'avais indiqué,
je fis préparer un lit convenable , mais surtout un
peu dur, et après y avoir placé le malade , je procédai à la réduction de la fracture qui se fit assez

facilement, par les moyens qui ont été précédemment décrits. Dès que l'application du bandage fut terminée, le malade ne se plaignit plus.

Une diète sévère lui fut recommandée ainsi que la continuation de la potion antispasmodique, alternée avec une légère infusion de fleurs de tilleul sucrée. Lorsque je le vis le lendemain, il me dit qu'il avait peu dormi, bien qu'il ne souffrît presque pas. Il avait beaucoup de chaleur, le pouls était dur et élevé ; et, malgré son âge et sa faible complexion, la réaction assez prononcée qui avait lieu, me détermina à le faire saigner du bras. Une limonade légère fut prescrite, afin d'étancher la soif.

En visitant le bandage, j'aperçus, au côté supérieur du membre fracturé, une ecchymose assez étendue, que je fis recouvrir avec plusieurs compresses trempées dans l'eau-de-vie camphrée étendue d'eau. Le jour suivant, le malade parut désirer un peu de bouillon et il le prit avec plaisir. Il avait dormi assez tranquillement, une partie de la nuit ; le troisième jour, il me répondit, quand je l'interrogeai sur son état, qu'il ne souffrait plus, qu'il mangerait bien quelque chose. Néanmoins, malgré cette disposition favorable de l'estomac, je ne permis que deux soupes légères par jour jusqu'au cinquième, où le malade commença à prendre quelque peu de poisson ou de volaille,

et, depuis cette époque, il augmenta graduellement sa nourriture, de manière qu'au dixième
jour, il mangeait assez pour satisfaire son appétit. Les applications résolutives furent continuées
jusqu'à l'entière résolution de l'ecchymose, qui
ne fut dissipée complétement qu'au vingt-cinquième jour, et je ne dus resserrer les bandes
que deux fois pendant tout le temps que M. Julien a gardé le bandage.

Celui-ci fut enlevé, le soixantième jour, sur
ses instances réitérées et ses menaces de l'en-
lever lui-même si je ne voulais pas obtempérer
à ses désirs. Enfin, des bains, des liniments
appropriés, furent employés avee la plus grande
régularité, pendant les vingt premiers jours
qui suivirent la levée de l'appareil, et le malade,
impatient d'essayer de se tenir sur ses jambes qu'il
mesurait à chaque instant pour s'assurer si elles
avaient la même longueur, fit des progrès si ra-
pides que, vingt-cinq jours plus tard, il fit quelques pas dans la chambre, appuyé sur le bras de
quelqu'un, et put ensuite marcher seul, s'aidant
seulement d'une petite béquille. Deux jours après,
il descendit de la même manière, et avec le bras
d'un ouvrier, jusqu'à sa boutique, en sorte que
M. Julien a été rétabli et assez ingambe, trois
mois après sa chute, et que, depuis lors, il n'a
éprouvé autre chose de particulier qu'un engor-

gement œdémateux aux jambes, peut-être un peu plus considérable que celui auquel il était sujet, depuis fort long-temps avant sa chute.

QUATRIÈME OBSERVATION.

Don Tiburcio de S....., chanoine espagnol, âgé de soixante-huit ans, d'un tempérament sanguin et pléthorique, doué d'un embonpoint remarquable, avait eu besoin de se lever dans la nuit du 24 au 25 octobre 1839, pour aller à la chaise ; mais étant sans lumière et encore à moitié endormi, en voulant s'asseoir lorsqu'il était en dehors de la chaise, il glissa sur le côté et tomba de tout le poids de son corps sur le plancher, où se trouvait un crachoir en bois, qui fut brisé par cette chute. Un éclat assez fort de cette petite caisse divisa la peau et pénétra dans l'épaisseur de la partie inférieure et externe de la fesse gauche, où il produisit une plaie assez profonde, qu'un chirurgien, qui avait été appelé dans la nuit, se borna à panser pour étancher le sang qui coulait avec assez d'abondance.

Lorsque je vis le malade, dans la matinée, il m'exprima dans sa langue, avec beaucoup d'énergie, tout ce qu'il souffrait depuis sa chute. Il avait le pouls fréquent et serré, et le facies était sensiblement altéré. Afin d'être positive-

ment fixé sur la cause réelle des souffrances dont
il se plaignait si fort, je le découvris avec
ménagement pour l'examiner, et je reconnus de
suite que, bien qu'il n'y eût pas de raccourcissement remarquable du membre, sa position déjetée en dehors et demi-fléchie indiquait une
lésion de l'os, et je ne tardai pas à en acquérir
la certitude, en saisissant doucement l'articulation coxo-fémorale. Par un léger mouvement
que je lui imprimai, le malade jeta un cri aigu,
qu'il me dit avoir été occasionné par une douleur très vive en dedans et sur un point fixe
qu'il indiqua lui-même, en y portant la main,
et qui correspondait directement à la cavité cotyloïde.

Après avoir enlevé la bande et les compresses
qui avaient été appliquées en premier lieu, il
me fut très facile d'établir mon diagnostic et de
confirmer celui que j'avais porté auparavant ;
car, en faisant exécuter au membre quelques
mouvements de rotation, je pus sentir une crépitation sourde et profonde, bien évidente
pour moi. Cette observation confirma donc ma
première opinion sur une fracture intra-capsulaire, et je n'eus pas de peine à faire parta-
ger ma conviction par le confrère qui avait été
appelé avant moi et qui était présent.

Ainsi nous reconnûmes, après cet examen, qu'il

y avait réellement chez notre Espagnol, en outre
d'une plaie oblique, de figure irrégulière, assez
profonde, de huit centimètres à peu près d'é-
tendue, à la partie postérieure externe de la
fesse gauche, une fracture du col du fémur
du même côté, intra-capsulaire.

La première indication à remplir était d'abord
de réunir la plaie dont le bord inférieur était
renversé. Cette opération, qui fut très douloureuse, se fit par quatre points de suture ; après
toutefois que j'eus acquis la certitude qu'il n'y
avait, dans la profondeur de cette plaie, aucun
corps étranger. Ensuite, je procédai immédiatement à la réduction de la fracture, qui fut opérée
avec facilité, par les mêmes procédés et avec les
mêmes précautions que dans les observations
précédentes, et les deux membres, après avoir
été fléchis, furent placés et assujettis sur les
coussinets. A la suite de cette opération, qui
fut assez longue, le malade était plus tranquille,
et, à un sentiment de cuisson près, qu'il éprouvait à la plaie, il ne souffrait presque plus.
Depuis cette époque, jusqu'au lendemain, il ne
prit que de l'eau gommeuse et quelques cuillerées d'une potion légèrement opiacée.

A ma visite du lendemain, Don Tiburcio était
beaucoup mieux, quoiqu'il n'eût presque pas
reposé et qu'il y eût encore de la soif et du

malaise ; mais, vers le soir, et sous l'influence
des mêmes moyens et d'un repos parfait, il se
manifesta une diaphorèse assez abondante et
assez prolongée, qui le dégagea entièrement.
Depuis lors il ne souffrit plus, ni du membre, ni de la plaie, ni même d'une forte
pesanteur dans tout le ventre, dont il se plaignait auparavant. De jour en jour l'état du
malade devint plus satisfaisant, et il y avait
beaucoup moins de soif, bien qu'il prît encore la boisson avec plaisir.

La charpie qui avait été appliquée par dessus la plaie fut changée le troisième jour, et
depuis cette époque, la suppuration exigea un
pansement journalier, qui n'était ni douloureux ni fatigant pour le malade, puisque les
lotions et les diverses applications étaient faites, sans provoquer ni secousses ni aucun dé-
rangement dans sa position. Le douzième jour,
les fils des points de suture furent enlevés,
le quinzième, la bande fut resserrée et le vingtième, la cicatrisation de la plaie était achevée.

Pendant tout le temps que le malade avait été
au lit, il ne fut nécessaire de resserrer les bandes
que deux fois. Les coussinets ne furent relevés
qu'une seule fois, et le trente-cinquième jour
seulement, après leur application.

Pour régime alimentateur, Don Tiburcio avait

gardé une diète absolue, pendant les trois premiers jours. Il n'avait commencé à prendre une tasse de chocolat à l'eau, un peu clair, qui est le premier aliment que les Espagnols ont l'habitude de prendre quand ils ont été malades, que le quatrième jour, et encore, il le prenait moitié le matin, moitié le soir, avec un seul bouillon dans le milieu de la journée. Depuis lors, il continua à augmenter graduellement son alimentation ; mais je ne lui permis d'autre nourriture solide, bien qu'il ne souffrît plus, et qu'il en réclamât à chacune de mes visites, que vers le dixième jour. J'insistai même pendant quelque temps, pour que les aliments ne fussent pris qu'une fois par jour, et en quantité modérée, jusqu'au vingtième jour, époque où son courage et sa gaieté naturelle furent entièrement revenus. Je le laissai alors parfaitement libre de manger à son appétit.

Bien que j'eusse fait la promesse à Don Tiburcio qu'il serait complétement dégagé des bandes et des coussinets pour le soixantième jour, j'hésitai d'autant moins à les lui conserver encore pendant un mois de plus, sous divers prétextes, qu'il ne me paraissait que faiblement incommodé par cet appareil, et qu'il ne se plaignait seulement que de la fatigue de se trouver ainsi garotté pendant si longtemps. D'ailleurs convaincu par divers exemples que la coaptation et la consolidation dans les fractures intra-capsulaires du col du fémur, sont plus lentes et plus difficiles que dans celles qui ont lieu en dehors de cette articulation ; sachant aussi que parfois cette consolidation peut même devenir impossible, ainsi qu'on a été trop souvent à même de le voir, soit à cause de certaines végétations anormales, soit par la formation de fausses membranes, ou enfin par toute autre cause : ces diverses considérations me décidèrent à retarder d'un mois l'époque que j'avais d'abord fixée pour la levée de l'appareil. Elle n'eut donc lieu que le quatre-vingt-douzième jour.

Avant de terminer cette observation, je dois faire connaître une particularité que je n'avais encore remarquée, à la suite d'aucune des fractures que j'ai eu l'occasion de traiter ; c'est la raideur, pour ainsi dire tétanique, que le malade éprouva et le tremblement spasmodique qui se manifesta, lorsque je voulus étendre les deux membres que je venais de dégager du bandage ; ce tremblement s'étendit même, quoique beaucoup moins fortement, jusqu'aux membres supérieurs, et cette difficulté, dans l'extension, fut assez forte et assez douloureuse, pour me décider à abandonner, pour les premiers instants, toute espèce de tentative à cet égard.

Cependant, sous l'influence des bains tempérés, et par l'usage continué pendant une dixaine de jours de liniment huileux, chargé d'une assez forte dose de teinture de belladone, et d'extrait d'opium, les mouvements d'extension et de flexion se rétablirent peu à peu, sans grandes difficultés, et de jour en jour, à mesure qu'on le frictionnait, l'on apercevait que le malade avait plus de facilité à fléchir et à étendre ses jambes; mais ce ne fut qu'un mois plus tard qu'il voulut commencer à essayer de faire quelques pas dans sa chambre, aidé et soutenu par deux personnes. Il avait une telle appréhension, dans les commencements, pour appuyer ses jambes et les faire mouvoir, qu'il ne put se décider à sortir que trois mois plus tard, et encore prit-il soin, pendant un certain temps, de se faire accompagner par quelqu'un sur lequel il s'appuyait en même temps que sur sa canne.

J'avais proposé plusieurs fois à Don Tiburcio d'aller faire usage des eaux thermales, pour diminuer la raideur qu'il se plaignait d'éprouver dans les mouvemens de l'articulation coxo-fémorale, mais il s'y est constamment refusé. Quoique plus lente, la convalescence ne s'est pas moins achevée, et maintenant il marche avec facilité, sans se plaindre d'aucune incommodité, ni ressentir de gêne ou de difficulté dans les mouvements de la cuisse fracturée.

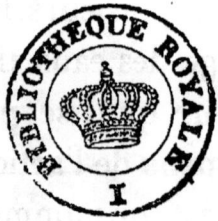